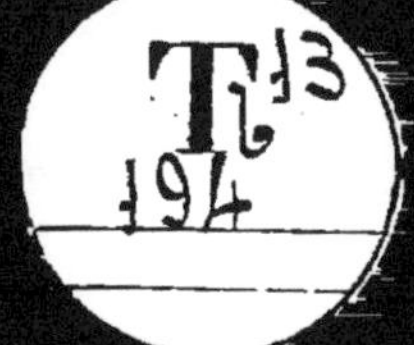

Dr John BEDDOE

SUR L'HISTOIRE
DE
L'INDEX CÉPHALIQUE
DANS LES ILES BRITANNIQUES

PARIS
G. MASSON, ÉDITEUR
LIBRAIRE DE L'ACADÉMIE DE MÉDECINE
120, BOULEVARD SAINT-GERMAIN.

SUR L'HISTOIRE DE L'INDICE CÉPHALIQUE
DANS LES ILES BRITANNIQUES

PAR

Le Dr John BEDDOE (1)

Depuis qu'Anders Retzius, le premier, a divisé les races humaines en dolichocéphales et en brachycéphales, les anthropologistes ont eu amplement de l'occupation à déterminer quelles populations appartiennent aux unes ou aux autres. Cette étude, même à présent, est loin d'être complète, voire en Europe (2); alors que l'étude du développement historique des formes céphaliques ainsi que celle des relations de ces formes avec la coloration sont demeurées jusqu'alors moins bien approfondies encore. Plusieurs d'entre nous, cependant, ont tenté, il y a quelques années, de découvrir la signification et les corrélations de ces divisions arbitraires à l'origine, et de déterminer leur valeur psychique et historique.

Il n'est pas sans intérêt de relever quelques-uns des pas en avant que la science a faits dans la voie de ces études ; mais en citant un certain nombre de chefs d'école je ne voudrais pas qu'on me supposât le soin pris d'avoir exactement recherché la paternité des idées neuves attribuées à leurs auteurs premiers.

C'est ainsi qu'Ecker trouva que les anciens Alemanes avaient la tête longue et étroite, alors que les Souabes modernes l'auraient courte et large. Sir Daniel Wilson supposait, ce qui a été prouvé par Thurnam, qu'en Angleterre les sépultures de l'époque néolithique fourniraient des crânes allongés, mais que celles où on trouverait des objets en bronze contiendraient, communément, des squelettes à crâne large.

(1) Ce mémoire, spécialement écrit pour *L'Anthropologie*, a été traduit de l'anglais par notre collaborateur, M. G. Capus. (*Note de la Rédaction*).

(2) En Portugal, elle n'est, à ma connaissance, pas encore commencée; en Espagne, Aranzadi l'a inaugurée; sur le Pindus, à Rhodope, en Lithuanie, dans la Petite-Russie et même en Prusse, il reste encore beaucoup à faire.

L'idée de la supériorité essentielle du crâne allongé coïncidant avec la coloration blonde a été, sinon créée, du moins acceptée par Broca et, plus tard, par Topinard, bien que je voie ce dernier, dans son ouvrage récent, exprimer l'opinion que la brachycéphalie finira par devenir universelle.

Ensuite est venue l'assertion de Schaffhausen, avec lequel Virchow semble être d'accord, que le crâne va en s'élargissant et en se *raccourcissant* avec les progrès de la civilisation. Cette doctrine est fondée principalement sur des faits tirés de l'archéologie allemande et semble renfermer l'idée de la supériorité essentielle de la brachycéphalie bien que, peut-être, cette conséquence ne soit pas absolument nécessaire. Entre temps Durand de Gros a fait remarquer qu'en Rouergue, au moins, les aristocrates étaient blonds et les paysans bruns et que le citadin avait la tête plus allongée que le paysan ; qu'en outre, là comme ailleurs, les crânes anciens étaient plus allongés que les crânes modernes. Baxter, dans ses gigantesques statistiques américaines, a mis en lumière un certain degré d'infériorité constitutionnelle, une sorte de tendance morbide chez les blonds ; Candolle, cependant, a élevé quelques doutes à ce sujet.

Houzé, dans ses études sur les Flamands, a trouvé parmi les individus qui exercent une profession libérale, une proportion de têtes larges plus élevée que parmi les illettrés ; mais là encore, Manouvrier a fait naître des doutes sur le bien fondé de la conclusion. De Lapouge et Ammon ont pu, d'un autre côté, et en se basant sur de vastes matériaux d'étude, affirmer que la tête allongée est en rapport avec une certaine supériorité intellectuelle ; que cet allongement, d'après eux, prévalait chez les races supérieures des temps anciens et caractériserait aujourd'hui les classes supérieures et le citadin, alors que les formes courtes seraient plus fréquentes parmi la population illettrée de la campagne et dans les couches inférieures de la population en général. Bogdanow, sur la foi de ses propres mensurations, très nombreuses, de celles de Kopernicki et d'autres relatives aux anciens habitants des régions autour de la Vistule — populations supposées esclavonnes — et y voyant des caractères quelque peu analogues à ceux décrits par Ecker en Souabe, semble s'être rallié aux idées de Schaaffhausen. Cependant, les opinions des anthropologistes du sud de l'Allemagne diffèrent. Ranke constate bien une évolution de forme, mais il n'en rattache pas, je crois, la cause à une différence de civilisation.

Von Hölder, apparemment, doute de la possibilité d'une preuve du changement; il en est de même de Kollmann, bien que ni l'un ni l'autre ne voudraient nier les résultats possibles de la sélection. Nous sommes arrivés de la sorte à un point où plusieurs questions se présentent, toutes d'une importance considérable.

La forme de la tête et plus particulièrement l'indice crânien sont-ils aussi permanents dans toutes les races qu'on l'a supposé généralement jusqu'ici?

La tête augmente-t-elle en largeur et diminue-t-elle en longueur avec les progrès de la civilisation? Ou bien, quels sont, sous ce rapport, les effets de la sélection naturelle ou sociale?

Jusqu'à quel point coloration et forme de la tête sont-elles corrélatives dans l'Europe occidentale?

Quels sont les avantages psychiques ou les défauts en corrélation avec un accroissement en longueur ou en largeur de la tête, respectivement avec une coloration blonde ou brune?

Pour éclairer les questions qui précèdent, je voudrais soumettre au lecteur les résultats qu'on peut obtenir de l'étude de la crâniologie en Angleterre. L'histoire anthropologique des îles Britanniques n'est pas absolument élucidée; mais elle est moins obscure et complexe que celle de la France, de l'Italie ou de l'Allemagne.

La race la plus ancienne qui nous a laissé de sa présence et de ses caractères physiques quelques notions définitivement acquises, est la race à crâne allongé trouvée dans nos dolmens et *long barrows*, avec un indice de largeur moyen d'environ 71. Cette race ressemble à celle de *L'Homme Mort*. Elle a été déterminée par mon ami feu sir Daniel Wilson (qui l'avait appelée *kymbekephalic*) dans l'Écosse du nord et du sud (1), ainsi que par Thurnam dans les districts montagneux du sud de l'Angleterre, du Derbyshire et du Yorkshire. Mais nous ne sommes pas autorisés à dire que cette race était répandue dans toute la Grande-Bretagne. Il existe, en effet, des contrées entières, telles que le comté de Northumberland, où on n'a pas, jusqu'ici, à ma connaissance, rencontré vestige de cette race. Les crânes des cavernes de Perth-y-Chwaren dans le nord du pays de Galles ont donné à Boyd Dawkins un indice de 76.5, chiffre qui se trouve à l'extrême limite de la série des crânes du type des *long barrows* (2). De plus, le Dr Joseph Anderson a

(1) Wilson donne, dans ses *Prehistoric Annals*, les mensurations de 7 crânes considérés comme appartenant à cette race. L'indice moyen était vraisemblablement de 72 environ. Mais il y a de cela bien longtemps, et ni cette détermination ni ces mensurations ne sauraient inspirer une confiance entière.

(2) Thurnam attribue aux extrêmes de la série, dans 67 spécimens, 63-77 et dans 48 mâles, 65-75.

trouvé, dans le *horned cairn* de Get, dans le Caithness, nord de l'Écosse, remontant probablement aussi à l'âge néolithique, un crâne avec le même indice de 76.5 (1).

Tout ceci, joint à d'autres considérations, me porte à croire qu'un type mésocéphale, qui avait peut-être de l'affinité avec le type ougrien ou se rapportait aux hommes de Furfooz, a coexisté avec les dolichocéphales des sépultures longues, bien que les traces n'en apparaissent pas dans ces constructions remarquables.

Je laisse de côté les crânes dits *des lits de rivière* (*riverbed skulls*) comme remontant à une date extrêmement incertaine; leur forme prédominante est très intéressante parce qu'elle est très commune en Irlande jusqu'à nos jours.

Ensuite vint, par ordre chronologique, la race du bronze ou des *round barrows* de l'Angleterre. Les 70 crânes attribués à cette race par Thurnam ont fourni un indice moyen et une moyenne à la fois de 81 (2), avec des extrêmes de 74-89. Thurnam avait sans doute une théorie séduisante à soutenir, et il se peut qu'il ait, sans intention, fermé les yeux sur la rencontre de quelques dolichocéphales dans les sépultures de la période du bronze; mais on ne saurait révoquer en doute le fait que, durant cette période, la race dominante a été largement brachycéphale dans toutes les parties de la Grande-Bretagne où la question a pu être examinée, et que les têtes longues, bien que leur fréquence ne soit pas douteuse, sont très peu en évidence. La seule exception se rencontre dans l'est du Yorkshire, où M. Mortimer a trouvé dans les sépultures rondes un certain nombre de dolichocéphales grands et solides. Les brachycéphales ont pénétré en Irlande, mais nous ne savons pas dans quelle mesure.

Cette population « du bronze » ressemblait, quant au type, aux hommes de Borreby du Danemark plutôt qu'aux Celtes de France; mais elle n'était pas sans avoir des ressemblances avec les Wallons modernes. Encore n'est-on nullement sûr que le même type a prévalu dans le flot des envahisseurs qui, de la Gaule belge ont continué à se déverser dans la Grande-Bretagne du sud, durant une pé-

(1) Avec ses réserves habituelles, le Dr Anderson refuse de se porter garant de l'âge primitif de cette sépulture; mais il y a des raisons pour la faire remonter à une date très ancienne.

(2) Thurnam donne 81; mais il a pris la plus grande longueur à partir de l'ophryon ou des environs. En examinant les planches des *Crania Britannica*, je trouve que la différence entre le plus grand diamètre pris de l'ophryon ou de la glabelle, en prenant la moyenne de tous les crânes de ce type, atteint jusqu'à 3.1 millimètres; par conséquent, l'indice doit être diminué d'environ 1.4 degré.

riode fort longue avant la conquête romaine. Sous bénéfice de critique de mes collègues de France, je dirai que la race prédominante de la Gaule belge était probablement, à cette époque, marquée par un profil plus droit et une forme de tête plus longue que ne l'avait la population du bronze en Grande-Bretagne. Néanmoins, il est à peu près hors de doute que les Belges, somme toute, ont renforcé les éléments, sinon brachycéphales, du moins mésocéphales plutôt que dolichocéphales du peuple britannique (1).

La période de la domination romaine peut être considérée comme ayant tout d'abord diminué en quelque mesure la proportion numérique de la caste antérieurement dominante qui fut brachycéphale ou au moins mésocéphale; ensuite elle a introduit une certaine proportion de sang étranger (c'est-à-dire italien et autre); enfin elle a favorisé l'amalgame parmi les différents éléments de la population. La seconde de ces trois influences, dans l'opinion du Dr Garson et la mienne, se manifeste sur quelques-uns des crânes que le général Pitt-Rivers a recueillis dans des villages anglais; mais il ne semble pas qu'elle se soit exercée dans des proportions suffisantes pour amener quelque modification matérielle dans le type indigène acquis.

Je possède des mensurations de crânes de 84 hommes et de 25 femmes (peut-être pas tous indigènes) habitant l'Angleterre durant la période romaine. De ce nombre, 22 crânes mâles et 7 femelles appartiennent aux *Crania Britannica* : leur indice moyen est plutôt élevé (76.8) et peut être imputé à un fort mélange de sang italien; j'ai cependant éliminé tous les individus accompagnés d'une inscription latine ou trouvés dans des sarcophages en pierre. Comme Davis aussi bien que Thurnam ont pris leur grand diamètre à partir de l'ophryon, j'ai partout à ce propos réduit l'indice que leurs mensurations auraient donné, à raison de .7 pour les crânes d'homme et de .15 pour ceux de femme; ces corrections faites, mes chiffres ont été déterminés surtout d'après les indices alternatifs donnés par le général Pitt-Rivers et d'après les mensurations très soignées des planches très exactes de Ford dans les *Crania Britannica*. Les indices de 35 crânes d'hommes et de 12 de femmes sont fournis par le grand ouvrage du général Pitt-Rivers

(1) J'ai augmenté considérablement la liste de Thurnam, d'après les données que m'a fournies principalement le musée de M. Mortimer à Driffield et celui de Devizes. Les crânes des *round barrows* sans objet de bronze proviennent surtout de Driffield; ceux désignés comme celtes postérieurs (*late keltic*) proviennent en partie de Driffield, en partie de Worlebury (voir l'ouvrage de Tomkins et Dimond).

et les divers autres proviennent principalement de mes « trouvailles » personnelles, particulièrement d'une découverte faite à Gloucester (1). La moyenne générale obtenue est de 75.43 pour les hommes, et de 75.3 pour les femmes. Elle est plutôt inférieure que supérieure à la moyenne pour la contrée entière à cette époque, parce que les matériaux d'étude correspondent, à peu d'exceptions près, à une superficie de pays restreinte et que, dans ces limites, l'indice moyen de la population actuelle est relativement faible; de plus, le type à tête large de l'époque du bronze n'y est pas commun aujourd'hui. La forme prédominante est pentagonale ou piriforme; elle semble correspondre à la forme allongée, quelque peu quadrangulaire, très fréquente dans les *long barrows*, un peu élargie dans la partie pariétale par le mélange avec les brachycéphales de l'époque du bronze, et dans certains cas avec l'élément envahisseur italien ou romanisé quelconque.

La stratification ethnique suivante fut celle appelée communément *anglo-saxonne*.

Bien qu'elle n'annihilât ni fît disparaître entièrement la précédente, elle la recouvre cependant d'une couche très compacte dans toutes les régions orientales de la Grande-Bretagne, depuis le canal de la Manche jusqu'au Firth of Forth; dans quelques districts limités, elle occupait le sol, selon toute probabilité, pour ainsi dire exclusivement.

Parmi les 70 Anglo-Saxons du sexe masculin portés sur le tableau, j'en ai relevé 35 des *Crania Britannica*, 7 de Pitt-Rivers, 8 (canons de Durham avant la conquête normande) de Rolleston et 12 proviennent de sources différentes (Musées d'Oxford, d'York, de Driffield et de Devizes). Leur indice moyen, après correction, est de 74.59. Les 30 femmes, étudiées aux mêmes sources, donnent un indice de 75.32. Les 100 individus réunis fournissent un indice de 74.81, un peu inférieur à celui de nos Romano-Bretons. La forme prédominante de la tête chez les Anglo-Saxons constitue une légère modification du type germanique des tombes en rangées ou type *Hohberg*; ce type est le mieux représenté sur le continent par les anciens crânes de Bremen si bien décrits et figurés par Gildemeister. Cette forme est parfois difficile à distinguer de la forme romano-bretonne; en règle générale toutefois, on remarque que le front, vu en projection verticale, est plus arrondi ou convexe, que la région temporale antérieure est un peu plus remplie, que l'orbite est plus ar-

(1) Cf. un mémoire de John Bellows et Dr Beddoe, in *Glostersh. archaeol. Trans.*

rondie; en outre le menton est plus large et plus arrondi, surtout à la base et la norme verticale tend généralement plus souvent à être elliptique qu'ovale ou piriforme (1). En ce qui concerne la capacité crânienne, les Saxons, ainsi que toutes les autres races de la Grande-Bretagne, descendent au-dessous des anciens contemporains des *long barrows*. Les anciens Danois et Scandinaves, qui furent les envahisseurs subséquents, nous sont peu connus sous ce rapport; un petit nombre de leurs crânes ont pu être déterminés et il est malaisé de tirer des conclusions d'un rapprochement entre les caractères physiques des descendants de ces Scandinaves et de ceux qui n'ont pas émigré (2).

Toutefois, la conquête normande a eu pour effet de renforcer l'élément brachycéphale, non pas tant dans la masse de l'armée victorieuse (bien que celle-ci renfermât beaucoup de Bretons), que parmi la multitude mélangée des immigrants venus de différentes régions de la France. Le type large surgit parfois dans des circonstances particulières : c'est ainsi que les crânes de trois évêques de Durham offrent les indices de 87.5 (!), 85.7 et 84.1 (v. Rolleston, *Archæologia*) et, pas plus loin que le xve siècle. Talbot, le grand général, se faisait remarquer par une forme crânienne analogue, courte et large, plutôt non anglaise.

Néanmoins, en ne tenant pas compte de ces exemples remarquables, que je n'ai pas fait entrer dans le calcul de mes moyennes, j'ai des observations sur 85 crânes d'hommes et 25 de femmes appartenant à l'époque du moyen âge. Sur les 85 crânes d'hommes, 31 proviennent des terrains d'une église démolie des environs de Bristol (Saint-Werburgh's) et appartenaient probablement à une classe sociale supérieure; 20 ont été recueillis dans un vieil ossuaire à Rothwell dans le Northamptonshire à peu près au centre de l'Angleterre; 5 proviennent d'un ossuaire de Micheldean dans la forêt de Dean où la population a du vieux sang britannique dans les veines; 18 appartiennent à la collection du Dr Barnard Davis et le reste a été récolté par moi à Bristol ou ailleurs. Je possède également des mensurations de 15 crânes d'hommes et 10 de femmes provenant du remarquable ossuaire de Hythe sur la côte de Kent;

(1) Je note que le Dr Macalister a trouvé le type « en forme de cercueil » (*coffin-shaped*) de beaucoup prédominant dans les cimetières anglais primitifs près de Cambridge; cependant mes observations personnelles me mènent à la conclusion exprimée dans le texte.

(2) Les soi-disant tombeaux scandinaves dans l'est du York-shire ont donné des crânes longs et étroits, de faible capacité ; mais il est très peu probable que ces tombeaux soient scandinaves.

mais la plupart de ceux-ci diffèrent tellement du type anglais commun, que j'hésite à les porter en ligne de compte parce que je les soupçonne d'être les restes de quelque colonie du moyen âge. Ces crânes de Hythe donnent un indice de 82.1 pour les hommes et de 79.9 pour les femmes.

Bref, la moyenne générale pour 100 hommes est de 78.57 et pour 35 femmes, de 78.43. En éliminant les crânes de Hythe, elle est de 77.96 pour les hommes et de 77.85 pour les femmes.

Si, par hypothèse, on ajoute à ces chiffres 2 unités représentant la différence d'épaisseur des téguments, on se trouve en présence d'une largeur de tête, sur le vivant, de près de 80 : chiffre de beaucoup supérieur à celui de la majorité actuelle en Angleterre.

Comme confirmation de ce fait, je ferai remarquer que les 31 crânes d'hommes et les 8 crânes de femmes de l'église Saint-Werburgh m'ayant donné un indice moyen de 79.55 (79.44 hommes et 80. femmes), 17 crânes relativement récents provenant du cimetière (tout ce qui a pu être mesuré) m'ont fourni un indice de 76.57, c'est-à-dire 77.26 pour 10 crânes d'hommes et 75.54 pour 7 crânes de femmes. D'un autre côté les mensurations crâniennes, sur le vivant, de 80 habitants mâles de Bristol ont accusé un indice de 77.65 seulement — équivalant à environ 75.65 ou peut-être 76 sur le crâne — exactement égal à l'indice moyen de la population des comtés environnants de Sommerset et de Gloucester.

Poursuivons un peu cet exemple pris dans la ville de Bristol. Les faits qui viennent d'être cités ne sauraient être attribués au hasard. Il est vrai que les deux séries de crânes, l'une de 38 et l'autre de 17, ne sont pas nombreuses; mais elles ne sont pas autrement exceptionnelles : elles n'ont point été choisies et constituent les seules données dont on a pu tirer profit. De plus, la différence entre les membres des deux séries n'est pas seulement une différence d'indice bien que pour un indice une variation de 3 unités soit déjà très notable; elle s'étend à la forme générale et au développement. Beaucoup de séries plus anciennes, en effet, présentent le type pyriforme avec grand développement des régions pariétales et étroitesse relative des régions frontales et occipitales, tandis que dans les séries plus récentes, les formes dans la norme verticale sont presque toutes ou elliptiques ou ovales allongées, et celles-ci sont actuellement prédominantes dans cette partie de l'Angleterre occidentale. Ces dernières formes semblent également correspondre à une plus grande capacité, la différence principale se manifestant dans le sens d'un accroissement en longueur sans diminution de la largeur ou de la hauteur : les trois dimensions principales (des crânes d'hommes) étaient de 193, 149 et 138 millimètres, alors que les crânes masculins du moyen âge accusent 187, 150 et 136 millimètres.

Comment expliquer ce changement? Mon opinion est que les Bristoliens du type moyen âge ont fini par s'éteindre ou se sont dispersés, et qu'ils ont été remplacés par des immigrants des districts ruraux, ainsi que l'a démontré M. Lagneau.

Mais d'où venait l'ancien type, ou comment s'était-il développé? était-ce le produit d'agents de sélection? ou le résultat d'un croisement puissant entre les indigènes dolicho- ou mésocéphales et les immigrants venus de France durant un siècle et demi après la conquête normande et même plus tard? Pendant la seconde moitié du XIIe siècle et à des époques variées jusqu'à la perte finale de l'Aquitaine par les Anglais, les relations avec le sud de la France étaient très suivies et fréquentes.

Toutefois, à ceux qui voudraient attribuer le développement du type ancien à la sélection ou à l' « effet de la civilisation », je présenterai les observations suivantes. En dehors de mes 100 crânes (hommes) du moyen âge, 10 ont été recueillis dans les cimetières d'anciens monastères et sont considérés comme ayant appartenu à des moines ou ecclésiastiques. Or, ces dix crânes donnent un indice moyen de 80.54, supérieur de 3 unités à celui des 75 crânes supposés de laïques et après avoir éliminé ceux de Hythe. D'un autre côté nous savons que, durant le moyen âge, la partie la plus développée intellectuellement de la population était celle des monastères.

Il est vrai que, pendant un certain temps après la conquête normande, les abbayes anglaises étaient remplies de moines français et j'ai déjà mentionné la brachycéphalie des évêques de Durham d'origine française. Il y a cependant beaucoup de chances pour que ces faits ne donnent pas la seule et complète explication de ce phénomène : les crânes en question peuvent appartenir à une époque quelconque jusqu'aux temps de la réforme.

Qu'il soit permis ici de noter une coïncidence — peut-être est-ce plus qu'une coïncidence — : Ammon a obtenu, sur les séminaristes de Fribourg-en-Brisgau un indice céphalique de 84.2, plus élevé que celui de toute autre classe de jeunes gens dans le pays de Bade. Ce chiffre élevé est déterminé plutôt par la grande largeur du crâne que par son peu de longueur.

En résumé, les données consignées dans mes tableaux sont les suivantes (TABLEAU I) :

Tableau I. —

Indices.	Néolithiques *long barrows*, etc.	Période du bronze.	*Round barrows*, pas de bronze.	Celtes postérieurs.	ROMANO-BRETONS				Pré-saxons Total.	Id. Proport. pour cent.	SAXONS		
					Hommes divers.	Crania Britan.	Femmes.	Total.			Hommes.	Femmes.	Total.
	86	103	19	8	62	22	25	109	325		70	30	100
63	1								1	.3			
64	1								1	3			
65	3								3	.9	1		1
66	2								2	6			
67	6								6	1.8			
68	9		1		1	1	1	3	13	4	1		1
69	4		1		3			3	88	2.4	3	1	4
70	12	1			1		2	3	16	5.	3	1	4
71	11	1	1		5	1	1	7	20	6 1	2	1	3
72	11	1			8		3	11	23	7 1	9	2	11
73	5	4		1	6	2	1	9	19	5.8	14	3	17
74	11	7	1	2	10	1	2	13	34	10.4	9	7	16
75	4	5	1		5	2	5	12	22	6.8	6	4	10
76	3	7	1		8	3	3	14	25	7.7	8	3	11
77	2	9	3	1	6	2		8	23	7.1	3	2	5
78	1	3	3	2	4	2	2	8	16	4.9	7	2	9
79	1	9	1	1	2	4	4	10	22	6.8	1	4	5
80		10	1		1	1	1	3	14	4.3	1		1
81		7	1						8	2 4	1		1
82		10			2	2		4	14	4.3	1		1
83		6	1	1					8	2.4			
84		11							11	3 4			
85		5	1	1					7	2.1			
86		3			0	1		1	4	1.2			
87		1	1						2	.6			
88		2	1						3	.9			
89													
90		(94) 1							1	.3			
Indice moyen	72	80	77.5			76.8		75.4	76		74 6	75.3	74.8

Historique.

Hommes divers.	B. Davis Hommes.	Femmes.	Bristol S.-O. Hommes	S.-O. Femmes.	HYTHE Hommes.	HYTHE Femmes.	Moyen âge total.	Id. Proport. pour cent.	St-Werburgh's. modernes.	Brême. (Gildemeister.)
37	18	16	31	7	15	10	135		17	
			1				1	.7		
										1
	1						1	.7		2
									1	3
										1
1	1						2	1.5	1	6
2	1						3	2.2		3
3	1	1					5	3.7		7
3	1	3	1			1	9	6.6	7	9
1	4	1		1			7	5 2		6
5	1	3	2		1	1	13	9.5	3	11
3	2	1	3			2	11	8.1	3	10
3	1	1	2		1		8	5.9	3	13
4	1	1	7	1			14	10 3	2	9
4		3	2	1	2	2	14	10.3	1	8
2	1		4	2	2		11	8 1		1
1		1	2		2		6	4.4		4
3			1	2	3	1	10	7.4	1	2
1	2	1		1	1	1	7	5.2	1	
	1		1		1		3	2 2		
			2		1		3	2.2		2
			1		1	2	4	3.		1
1			1				2	1.5		1
										1
			1				1	.7		
					82.1	79.9	78.5			

La race la plus ancienne est, apparemment, homogène; elle est extrêmement dolichocéphale, avec un indice moyen de 70 ou 71 d'après les données ordinaires, mais que je suis porté à rapprocher plutôt de 72. Il n'est cependant pas certain du tout, ainsi que je l'ai fait voir, que les représentants de cette race fussent seuls à occuper à cette époque le sol de l'Angleterre.

La seconde colonne, celle des « sépultures rondes » (*round barrows*) ou, plus généralement, de la période du bronze, nous montre une population brachycéphale, loin d'être homogène, mais plus ou moins mélangée probablement avec ses prédécesseurs dans la contrée. L'indice moyen de leur crâne paraît être de 80 environ; mais nous pouvons admettre que l'indice crânien de la race pure ou, pour parler plus exactement, de la population employant le bronze, à son arrivée en Angleterre et avant sa fusion première avec la population préexistante, s'élevait à un peu plus de 80 ou 81. Il y a également des indications qui permettent de conclure qu'avec les progrès du croisement et ceux de l'immigration venue de la Gaule Belge, la moyenne est tombée au-dessous de 80.

Les Romano-Bretons donnent une moyenne d'environ 75.5. Puis viennent les Saxons. Avant leur mélange avec le peuple conquis, ils présentent le type des sépultures en rangées (*graverow*) ou occasionnellement le type batave, et leur indice crânien est d'environ 75.

Quant au type des envahisseurs danois ou scandinaves qui suivirent, rien de positif ne peut être déterminé.

Au moyen âge nous trouvons les mésocéphales en prédominance et de nouveau fréquence de brachycéphalie, la moyenne des indices de nos mensurations étant d'environ 78.

L'état actuel de la population anglaise, en ce qui concerne l'indice céphalique, ressort amplement des tableaux qui font suite à ceux des mensurations historiques. Par cela même qu'ils sont basés sur mes propres observations, ils suffisent, je crois, pour nous permettre de porter un jugement correct sur les contrées sud-occidentales de l'Angleterre et nous autoriser à faire des conjectures raisonnables sur quelques autres districts. J'ai également mis à profit les données très complètes recueillies par le général Pitt-Rivers sur la population des pêcheurs de Flamborough sur la côte du Yorkshire : c'est une tribu particulière sous différents rapports et surtout en raison de sa coloration généralement brune ; par l'indice céphalique, bien que leur tête soit un peu plus large, ils ne diffèrent pas beaucoup de leurs voisins.

Toutefois, la plus grande partie de mes données sur la population actuelle, je la dois à la grande obligeance et générosité du Dr Venn, de l'Université de Cambridge, qui a mis à ma disposition toutes les observations qu'il a faites, durant plusieurs années, sur les étudiants de cette Université. Quelques-uns des résultats obtenus ont paru dans les *Anthropological Transactions*. J'en ai groupé un grand nombre suivant leur lieu d'origine connu et la descendance des familles auxquelles appartiennent ces étudiants, et je crois, de la sorte, avoir obtenu quelques résultats de valeur.

Il est vrai que ces jeunes gens appartiennent presque tous aux classes élevées et professionnelles de la société, beaucoup moins fixées au sol et d'origine plus mélangée que les classes ouvrières sur lesquelles, pour la plupart, mes observations ont porté. Il est vrai encore que les mensurations du Dr Venn et de son assistant M. Horace White ont été prises au crâniomètre et non au compas d'épaisseur ; or, j'estime supérieurs les résultats obtenus grâce au *tactus eruditus*, à ceux que fournit un appareil surtout lorsqu'il ne donne pas, comme celui-ci, des différences au delà d'un dixième de ligne, soit de 2.5 millimètres. Néanmoins, je crois que ces deux causes d'erreurs, l'une due à l'origine incertaine et mélangée des sujets, l'autre aux résultats éventuellement imparfaits fournis par le céphalomètre, peuvent être neutralisées ou effacées par l'abondance des matériaux d'étude, conformément au principe qui m'a toujours guidé dans mes observations sur la couleur des cheveux et des yeux.

Le céphalomètre du Dr Venn prend la plus grande longueur, non à partir de la glabelle, mais du centre frontal.

En voulant déterminer l'indice céphalique des populations contemporaines, nous rencontrons des difficultés créées par la pénurie des crânes récents dans les collections publiques autant que privées. La collection la plus nombreuse de ces crânes est celle du musée du *College of Surgeons* de Londres et cependant le nombre n'en est que de 37, provenant principalement de criminels, d'indigents ou d'autres couches inférieures de la société. Le professeur sir William Flower m'a très obligeamment communiqué l'indice moyen de ces crânes qui est de 76.2 ; mais comme il avait effectué ses mensurations avant que l'entente internationale à ce sujet ne fût conclue, il a pris comme point de repère antérieur l'ophryon et il est à peine douteux que la longueur maxima glabellaire donnerait un indice assurément inférieur à 76.

Quant aux crânes modernes d'Écosse, très peu sont accessibles à l'étude ; il est toutefois digne de remarque que, bien que les quel-

Tableau II. — Indice céphalique sur le

	Indices	Cornwall.	Devon.	Ouest Somerset.	Sud Somerset	Est Somerset.	Bristol.	Sud Glostershire.	Wiltshire.	Total S.-O. de l'Angleterre.	Galles.	Est Wilts.	S.-E. England.	Total Sud et Est.
		20	90	72	32	100	86	77	63	540	66	18	37	55
DOLICHOCÉPHALES	67													
	68							1		1				
	69			1						1				
	70					1	1			2				
	71		1	1			2	1	1	6	2	1		1
	72			1		4	1	2	3	11	1			
	73		3	3	1	2	4	3	6	22	1	2		2
	74	1	5	6	2	7	4	3	4	31	6		1	1
	75	4	6	14	2	14	10	7	7	67	9	1	6	7
	76	1	13	11	1	13	9	10	10	68	6	3	6	9
MÉSOCÉPHALES	77	3	15	12	5	12	10	15	11	83	9	3	5	8
	78	2	15	11	9	14	14	10	5	89	8	1	6	7
	79	2	8	4	4	8	9	9	5	49	10	2	6	8
	80	3	12	6	3	9	5	10	7	55	5	4	5	9
	81	2	7	2	3	8	10	2	2	36	2			
BRACHYCÉPHALES	82	1	4		2	5	1	3	2	18	3	1	1	2
	83		1			3	3	2		9	2		1	1
	84						1			1				
	85										1			
	86	1								1				
	87										1			
	88													
	89													
Indice moyen		78.7	78.2	76.8	78.5	77.75	77.76	77.6	76.8	77.6	78.	77.2	78.85	78.3

vivant. — Iles Britanniques.

Indices.	Nord et Centre. 35	Kerry. 38	Reste de Munster. 49	Reste de l'Irlande. 14	Irlande totale. 101	Ile de Man. 32	Highlands d'Écosse. 58	Bord Est de l'Écosse 38	Classes sup^res et instruites de l'Écosse. 40	Id. 2es séries. 24	Total. 64	Angleterre, Classes sup^res et instruites. 70	Flamborough (Pitt-Rivers). 90
67													
68													
69		1			1		1						
70													
71	1						1					1	1
72	1	1	1	1	3		2		2		2		1
73	1		4		4		3		1	2	3		2
74		2	3	2	7		7	8	4	2	6	3	
75	3	8	7	3	18	4	8	4	5	2	7	8	4
76	3	2	8	3	13	8	15	8	4	4	8	11	5
77	13	5	10	2	17	6	8	10	10	4	14	8	8
78	3	8	7	1	16	5	7	4	4	4	8	9	15
79	4	4	3	1	8	4	2	2		1	5	8	19
80	2	4	4	1	9	3	2	2	4	2	5	9	12
81	4	2	2		4	1	1		2	1	3	7	10
82		1			1	1	1		1	2	3	6	7
83													1
84													5
85													
86													
87													
88													
89													
	77.68				77.22	77.88	76.13	76 4	.36	77.4	77.3	78.57	79.28

Tableau III. — Ensemble des résultats des observations du Dr Venn sur la crâniologie des étudiants de l'Université de Cambridge.

	Nombres de cas.	Longueur de la tête.	Largeur de la tête.	Indice céphalique.	Taille en pouces.	Poids en livres (anglaises).	DOLICHO			BRACHY		
							Nombres de cas.	Taille.	Poids.	Nombres de cas.	Taille.	Poids.
Nord de l'Angleterre. .	524	7 540	5.971	79 18	68 94		104	68.96		75	68.67	
Centre id.	189	7.581	5 964	78.67	68 93	154.3	52	69.18	152.9	27	68.54	155.5
Ouest et Sud-Ouest id.	103	7.527	5.954	79.12	68.97	153.2	20	69 86		17	68 91	
Est id.	123	7.507	5.978	79.50	68 52	154 3	27	69 29	154 2	30	67.78	148.3
Sud-Est id.	29	7 579	5.970	78.84	68.65	155.5	5	68 18	154.	4	68.16	150.5
Sud id.	662	7.552	5.953	78 82	69.05		157	69 42	152 8	95	69 23	156.9
Anglais mélangés . .	217	7.577	5.956	78.60	68.77		61	68.88		20	68 79	
Total, Anglais purs. .	1847	7.552	5 961	78 94	68.86		2 6	69.09		268	68 49	
Anglo-Écossais . . .	114	7.542	5.938	78 72	69.14		31	70.26		23	68.93	
Anglo-Irlandais . . .	98	7 517	5 939	78.69	68.49		22	68 82		9	69 21	
Anglo-Gallois. . . .	57	7 538	5.963	79 16	67.99		17	69.3[illegible]		7	67.20	
Écossais-Irlandais . .	19	7 52	5.994	79.70	68.49		3	70.20		4	68 30	
Total, habitants des Iles Britanniques mélangés.	298	7.542	5 947	78.85	68 63		73	69.60		43	68 65	
Écossais.	130	7 567	5 983	79.06	69.43	157 8	35	69 02		19	69 42	
Gallois	68	7.551	5 979	79.18	68.14	150 1	18	68 62	155.4	14	67.25	143.8
Irlandais.	98	7 580	6 005	79 20	69 34	160.?	18	69.91		18	69 77	
Ile de Man (Manieus) .	3	7.6	5.966	78 50	67.73	150						
Total, îles Britanniques	2134	7.552	5 965	78.96	68.93		570			362		
Idem. en mill.		191 3	151 5		1750.8							
Myopes	200	7.554	5.952	78 77	68 49		49	68.75		28	66.99	
Les meilleurs « tireurs »	100	7.582	5.988	78.97								
Individus les plus forts.	42	7.614	6.009	78.92	70.48		8	70.51		6	69.33	

ques crânes des Highlands faisant partie des collections anglaises et étrangères paraissent tous être longs, Barnard Davis a obtenu une moyenne d'indice de 81 sur six crânes provenant de Caithness dans l'extrême Écosse où la population doit être dans une forte mesure d'origine scandinave. Je dois revenir sur ce point, à propos d'une apparente contradiction dans les résultats donnés par l'Écosse.

Les crânes d'Irlande de nos musées sont pour la plupart dolichocéphales : Barnard Davis, sur une série de 30, a trouvé un indice de 74, mais tous provenaient du sud et de l'ouest. Quelques-uns, appartenant probablement à d'anciens ecclésiastiques, étaient un peu plus larges (Grattan).

Nous devons revenir encore sur les mensurations sur le vivant. Celles-là, je les ai données simplement comme elles ont été prises. Mais lorsque je les ai mises en comparaison avec les mensurations sur le crâne, j'ai défalqué la différence convenue de 2 unités. Je suis persuadé que, pour les brachycéphales, ce chiffre est trop élevé, mais nous avons affaire à des populations dans lesquelles la brachycéphalie est l'exception.

Les détails de mes observations sur le vivant avec celles du Dr Venn sont nettement consignés dans mes tableaux. Les considérations suivantes peuvent leur servir de commentaires.

La moyenne des indices céphaliques de mes 920 sujets est de 77.64, comprenant probablement un indice crânien variant entre 75.5 et 76. Mais si nous enlevons les Écossais, les Irlandais, les Maniens et les Gallois, il reste 628 sujets avec un indice de 77.84 ou, probablement, voisin de 76. Mes matériaux d'étude m'ont été fournis surtout par les classes ouvrières bien que, pour le contingent de Bristol, du Cornwallis et du pays de Galles, la proportion des classes élevées soit assez considérable. D'un autre côté, les études du Dr Venn ont porté entièrement sur les étudiants de l'Université dont la grande majorité appartient aux classes supérieures et moyennes supérieures, aux classes à culture héréditaire avec, sans doute, un mélange de fils de « nouveaux riches » et de jeunes gens des classes inférieures ayant montré des aptitudes intellectuelles pendant leurs études scolaires. Cette dernière fraction est connue pour être plus nombreuse parmi les Écossais que n'importe où.

Je trouve que l'indice moyen des Anglais purs de 20 ans et au-dessus, étudiés par le Dr Venn en 1847, est de 78.94. Comme la longueur a été mesurée « du milieu du front, et non d'entre les sourcils », il est certain qu'elle est en général trop faible et que l'indice de largeur qui en résulte est trop élevé. La différence toutefois n'est pas si grande dans ce cas qu'elle le serait dans une série d'individus plus âgés. Je pense qu'elle a pu être d'un demi-degré environ et que la moyenne des indices sur le crâne peut être évaluée à près de 78.5. Ce chiffre est plus élevé que celui que j'ai obtenu et plus élevé que ceux que trois séries d'observations ont fournis au laboratoire anthropométrique de la *British Association* : soit 78.0 ; 78.3 et 77.7 = 76 ; 76.3 et 75.7. Il est cependant inférieur au chiffre obtenu par Pitt-Rivers sur 90 pêcheurs de Flamborough dans le Yorkshire, soit 79.2 = 77.2 ; mais, dans ce cas, il semble y avoir une particularité de race. Les 70 individus anglais, instruits, que j'ai mensurés, appartiennent surtout aux professions savantes; mais ils ne sont pas tous d'origine anglaise pure (bien que mes Écossais instruits soient d'origine écossaise pure). Leur indice céphalique est de 78.46, ce qui correspond à environ 76.5 sur le crâne ; il est également digne de remarque que les indices sont assez rapprochés l'un de l'autre sans qu'il y ait de brachycéphales nettement accusés, la forme de la courbe étant cependant très différente de l'ordinaire.

Les différences locales ne sont, somme toute, pas très grandes, bien que dans certains cas elles soient suffisamment marquées. Elles ressortent évidemment plus distinctement dans des statistiques telles que les miennes, recueillies dans les classes laborieuses relativement stationnaires, que dans celles du Dr Venn.

Les classes supérieures des différentes parties de l'Angleterre en effet, pratiquent librement le mélange du sang entre elles et notamment le clergé, dont les fils constituent une large proportion des étudiants de l'Université.

Nous pouvons cependant considérer comme à peu près nettes les données relatives aux étudiants gallois. On remarquera qu'ils sont plus petits de taille (1,730 millim.) que les Anglais, les Écossais et les Irlandais, mais bien en poids et que leur indice dépasse 79 ; en outre les mêmes remarques à peu près s'appliquent aux Anglo-Gallois métissés. Mes 69 individus gallois ont donné un indice exactement de 78 = 76 et une taille de 1,656 millimètres

Il est probable que ce sont les individus à large tête du Devon et du Cornwall, voisins et cousins des Bretons, qui élèvent le chiffre de l'indice parmi les individus de l'ouest de l'Angleterre étudiés par le Dr Venn. Un peu plus vers l'est, la population présente une forme de tête très allongée, notamment celle du Sommerset occidental où prédominent des types néolithiques et ibériens, ainsi que celle du Wiltshire où les types saxons et ibériens sont mélangés ; mais le type du *bronze* — faut-il dire le type breton (*brythonic*) ? — n'est pas commun. Par contre, dans l'est, le type crânien se raccourcit et s'élargit à nouveau. Ici, les descendants des immigrants français, hollandais et belges sont nombreux, à la suite de l'immigration qui a suivi la conquête normande et plus tard de celle qui, durant les guerres de religion, a pu s'établir libre et facile. La longueur de la tête est moindre que ce qu'elle est dans n'importe qu'elle autre province et l'indice atteint son chiffre le plus élevé, soit 79.50 = 77.50 ou 77.00, c'est-à-dire la franche mésocéphalie.

Les parties septentrionales de l'Angleterre accusent également des formes de tête plus larges que les parties méridionales et moyennes. Le type breton (?) du bronze est répandu dans quelques parties montagneuses du nord. Dans le Yorkshire notamment on trouve un type qui ressemble à celui de Belair de His et Rutimeyer ou quelques-uns des types sarmato-germaniques de von Hölder : une tête quelque peu quadrangulaire avec un profil droit et des arcades sourcilières non proéminentes.

Une forte discordance peut être relevée entre les Écossais du Dr Venn et les miens. J'ai déjà mentionné la largeur relativement considérable de certains crânes de Caithness. L'une de mes trois séries porte sur les Highlanders et plus particulièrement sur ceux de l'Argyle et Inverness-shire, population très homogène, autant que l'indice céphalique en témoigne : en effet, à une exception près, mes 58 spécimens se rangent tous dans les limites de 12 degrés et la courbe qui atteint 76 au point culminant est d'une absolue régularité. Je les considère comme des dolichocéphales d'un type ibérien foncé, à peine modifié, sauf par un mélange avec un ou plusieurs types blonds dolichocéphales galatique ou norvégien.

La série du *border* de l'Écosse est également dolichocéphale dans son ensemble (76.4 = 74.4) et comprise dans une limite de 8 degrés seulement de l'échelle : c'est l'exemple relativement le plus pur d'un type blond septentrional que j'aie trouvé en Grande-Bretagne.

Mes séries d'Écossais des classes instruites et supérieures donnent encore, ainsi qu'on peut le voir, une courbe très régulière et circonscrite, atteignant au delà de 77 et montrant un indice de 77.4 = 75.4. Elles comprennent un petit nombre d'individus des Highlands, mais la majorité appartient à Édimbourg ou au Lothian et aux Borders ; il y a parmi eux absence générale de toute infusion de sang connue des terres basses du sud-ouest ou du nord-est. C'est à cette cause que j'attribue volontiers la discordance qui existe entre les résultats obtenus sur les Écossais par le Dr Venn et par moi.

Les étudiants écossais lui ont fourni un indice de 79.06 ! et nulle restriction modérée, en raison des mensurations prises sur l'ophryon, ne pourra, *per se*, être invoquée à cet égard. De plus, la courbe des indices est moins régulière ; elle a, plus que pour les Anglais du Dr Venn, le caractère bicipital qui, suivant Bertillon et Lagneau, indiquerait un mélange incomplet de types de races.

Je ne doute guère que des investigations portant sur la population du sud-ouest, dont les ancêtres ont parlé un dialecte kymric jusque fort en avant dans le moyen âge, ne révèlent une proportion considérable de brachycéphales. Il faut remarquer que les Écossais brachycéphales du Dr Venn ont une taille supérieure à celle de ses dolichocéphales, alors que j'ai trouvé (voir mon travail, *Stature and Bulk*) que dans le Galloway et dans le sud-est les individus à cheveux foncés sont plus grands que les blonds.

Les dénominations d'*Irlandais* et d'*Anglo-Irlandais* (*Anglais* et *Irlandais* dans l'original) ne sont pas bien définies. Les étudiants venant d'Irlande à Cambridge sont presque tous protestants et appartiennent aux classes supérieures : ils sont donc, dans une forte mesure, d'origine anglaise ou écossaise. Les Anglo-Irlandais impliquent sans conteste un mélange additionnel ou récent de sang anglais, et souvent la naissance anglaise. Les deux classes semblent différer aussi bien physiquement qu'intellectuellement.

Le tableau IV porte sur la corrélation existant entre la taille et la forme de la tête, d'après les données du Dr Venn. On peut voir par ce tableau ainsi que par le tableau III, qu'en Angleterre la dolichocéphalie est généralement en rapport avec une taille élevée. Mais la différence entre les moyennes des tailles des individus à tête longue et de ceux à tête courte ne semble pas dépasser 24 millimètres. Quant aux nationalités plus restreintes, la supériorité des premiers est bien marquée chez les Gallois, mais non chez les Écossais ni les Irlandais. Néanmoins, dans tous ces exemples, les nombres de cas ne sont pas aussi élevés qu'on voudrait les voir.

Dans le tableau V sont consignées, d'après mes propres données, les relations existant entre la coloration et la forme de la tête. Les résultats que j'ai obtenus tendent à prouver que le rapport qui lie la dolichocéphalie à une coloration blonde, rapport si général sur le continent, n'est pas de règle aux îles Britanniques. En somme, je trouve que dans l'ouest de l'Angleterre et dans la Galles du Sud les têtes les plus larges sont chez les blonds et les plus étroites chez les bruns. Pour d'autres régions de la Grande-Bretagne, les observations ne prêtent pas à conclusion ou bien les chiffres ne sont pas suffisamment nombreux; cependant l'association de la couleur brune ou

Tableau IV. — Relations entre l'indice céphalique et la taille.

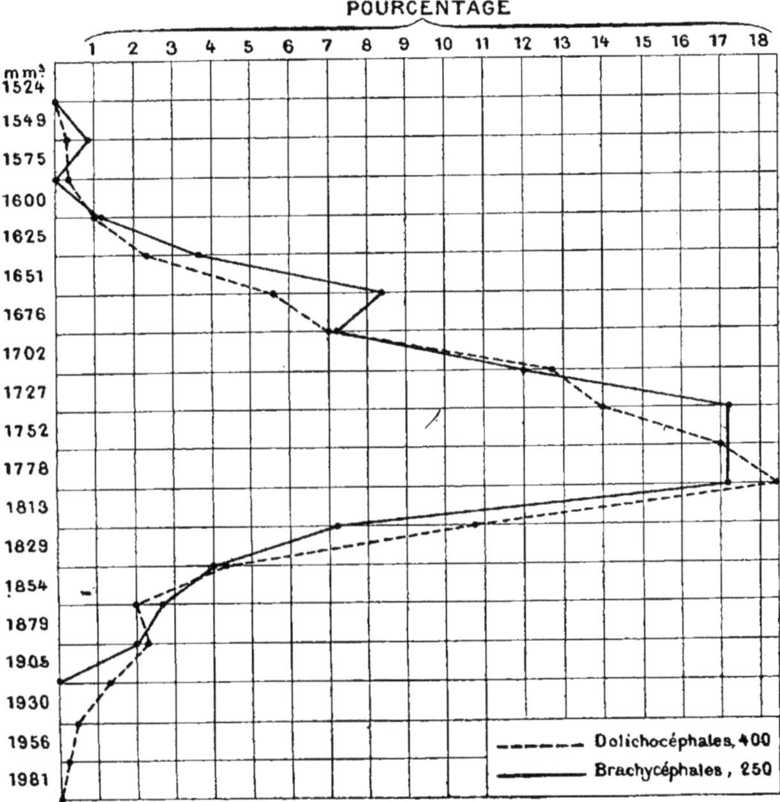

foncée des cheveux avec la dolichocéphalie paraît être à peu près générale. La race néolithique dans la Grande-Bretagne passe pour avoir eu des cheveux bruns et son indice crânien paraît avoir été inférieur à celui des Saxons et des Normands, certainement blonds, inférieur également à celui des hommes du bronze qui étaient probablement blonds aussi.

Dans un autre tableau (VI) j'ai montré les rapports qui existent entre les trois caractères physiques les plus frappants : la taille, la forme de la tête et la coloration. Pour établir ce tableau je n'ai eu à ma disposition que mes propres observations : le Dr Venn, malheureusement, ne tenait pas compte de la coloration. Mes ma-

Tableau V. — Relations entre la couleur des cheveux et l'indice céphalique.

	Total des cas.	ROUX		BLONDS		NEUTRES		BRUNS		NOIRS ou NOIRATRES		Indice général.
		Nombre de cas.	Indice.	Nombre de cas.	Indice.	Nombre de cas.	Indice.	Nombre de cas.	Indice.	Nombre de cas.	Indice.	
Irlande, principalement Kerry et Southern Munster	87	6	76.74	6	76 90	25	77 68	37	77.39	15	76.93	77.3
South Wales	66	6	80.16	4	79 27	18	77.20	26	77 57	12	77 26	78.0
Cornewall	20	2	80.44	1	81.6	5	77.31	9	78.71	3	79.07	78 7
Devon	90	2	73.7	11	79 30	27	78.60	36	78 06	14	77.47	78 18
West Somerset	68	7	77 22	7	77.80	19	76.19	34	76 86	1	73	76 6
South Somerset	28	»	»	6	78 27	9	78.29	12	78 9	1	73.6	78.38
East Somerset	95	5	79 24	20	79 20	30	77.82	29	77 50	11	74 83	77 73
Ville de Bristol	86	6	79.20	14	79 00	25	77 61	28	77 96	7	77 02	77 76
South Glostershire	67	8	76.44	17	78.93	31	77.40	12	77.44	2	78 5	77 76
West Wittshire	40	2	76.7	7	76.90	16	77.66	13	76 57	2	76 95	77.04
East W^e et Gl^e	21	»	»	4	75.45	10	76.36	7	79.1	»	»	77 19
S.-E. de l'Angleterre	37	2	78.1	13	78.24	15	78.29	7	79 85	»	»	78 56
Nord et Centre de l'Angleterre	38	3	79 02	8	76.92	16	77.75	9	78	2	76 75	77 65
Ile de Man	25	2	76.7	2	77 85	8	77.8	12	78 22	1	76 2	77.85
Highlands d'Écosse	50	5	76.72	7	75.75	14	76.20	17	75 59	7	77 43	76.16
Berwickshire et East Border	22	1	77.2	9	75 77	6	76 41	5	77 15	7	77 14	76 39
Anglais d'éducation supérieure	66	5	77.24	12	78.87	24	78.95	18	78 09	7	77.93	78 42
Écossais d'éducation supérieure	58	5	76 67	15	77.29	19	78 02	12	77 8	5	76.59	77 55
TOTAL après avoir retranché 40 faisant double emploi	920	62	»	155	»	303	»	312	»	89	»	920
Indice moyen	»	»	77.76	»	78.06	»	77.62	»	77 62	»	76 87	77 64
Anglais	630	»	»	»	»	»	»	»	»	»	»	77 84
Autres (Écossais, Irlandais, Gallois, Maniens)	290	»	»	»	»	»	»	»	»	»	»	77 20

tériaux proviennent principalement du sud-ouest de l'Angleterre et du South-Wales. Les conclusions auxquelles j'arrive sont que la dolichocéphalie et une haute taille vont généralement ensemble et que la coloration blonde des cheveux et une haute taille tendent à en faire autant. Ce fait n'exclut pas d'autres combinaisons ; les rapports que présentent les cheveux roux sont excentriques et demandent des recherches ultérieures. Je suis quelque peu hésitant à étendre à l'ensemble de la Grande-Bretagne la règle d'après laquelle la coloration blonde accompagne une taille élevée. Les statistiques militaires que j'ai largement consultées et mises à profit ne sont pas en faveur de cette généralisation. Il y a là des types de haute taille bruns aussi bien que blonds et j'ai déjà eu l'occasion de mentionner l'existence des premiers dans le Galloway (1) et dans d'autres parties du sud-ouest de l'Écosse.

Mes matériaux ne sont pas suffisants pour me permettre d'établir une comparaison valable entre la forme cranienne des populations de la campagne et de celles des villes; pour autant que j'en ai fait l'essai. les résultats obtenus ont été négatifs, en ce qui concerne le volume aussi bien que l'indice céphalique. C'est ainsi que mes Bristoliens sont, pour la longueur, la largeur et l'indice, à peu près identiques aux indigènes des comtés environnants. Leur indice est de 77.76, dans l'est du Sommerset qu'alimente surtout la population citadine, il est de 77.75 ; il atteint 77.6 dans tout le sud-ouest de l'Angleterre et ce chiffre est également celui de Gloucestershire. Une série de 40 habitants de grandes villes donne : longueur 194.1 ; largeur 151.5 ; indice 78.01. Une autre série de 43 habitants de villes de moindre importance donne : longueur 195.0 ; largeur 151.6 ; indice 77.74. Ces résultats, je le répète, sont négaptifs : cependant on pourrait y voir une tendance au raccourcissement de la tête parmi les citadins.

Le sujet est peut être digne de recherches ultérieures (2). Les villes capitales et les grands centres de la vie peuvent bien attirer à eux, et finalement peut être détruire la fleur des populations rurales, mais je doute que l'on puisse relever ce fait pour toutes nos villes.

Pour ce qui est de la relation entre la largeur de la tête et la

(1) Le Galloway comprend les deux comtés de Wigton et de Kirkcudbright ainsi que la partie méridionale du comté d'Ayr.

(2) Ranke, en nous montrant que la capacité cranienne des habitants de la ville de Munich est supérieure à celle des campagnards des environs, n'a pas donné d'indications sur la forme cranienne. Les observations d'Ammon sont plus déterminantes. Cependant, les conditions sociales et jusqu'à un certain point les types en Souabe diffèrent de ceux de la Grande-Bretagne.

Tableau VI. — Relations de la couleur et de la taille avec l'indice céphalique.

	Nombre de cas	TAILLE Pouces.	TAILLE Millimètres.
Dolichocéphales, cheveux roux et yeux bleus	9	69.17	1757
— cheveux bruns foncés, yeux gris foncés ou neutres	13	68.37	1736
— cheveux blonds	35	68.04	1728
— cheveux moyens, yeux foncés	14	67.95	1726
— cheveux bruns foncés, yeux clairs	44	67 33	1710
— cheveux moyens, yeux clairs	64	67.32	1710
— cheveux noirs ou bruns noirs	33	67.28	1709
— cheveux bruns foncés, yeux noirs	31	67.03	1702
Mésocéphales, cheveux blonds	44	67.50	1714
— cheveux moyens, yeux foncés	19	66.87	1698
— cheveux foncés, yeux foncés	44	66.75	1695
— cheveux moyens, yeux neutres	18	66.72	1694
— cheveux moyens, yeux clairs	47	66 65	1692
— cheveux noirs ou brun noir	21	66.43	1687
— cheveux foncés, yeux clairs	34	66.40	1686
— cheveux foncés, yeux neutres	16	66.21	1681
— cheveux roux	11	65 51	1664
Sous-brachycéphales, cheveux blonds	26	67.40	1711
— cheveux moyens, yeux clairs	21	67.23	1707
— cheveux noirs ou brun foncé	34	66.34	1685
— cheveux roux	7	66.21	1681
Brachycéphales, cheveux moyens, yeux clairs	10	67.27	1708
— cheveux blonds	15	67.06	1703
— cheveux noirs ou brun foncé	10	66.65	1692
Brachy et sous-brachys, cheveux moyens, yeux foncés	13	65.80	1670
Brachycéphales, cheveux roux	4	65.50	1663

Mes dolichocéphales, dans ce tableau et les autres, sont ceux dont l'indice sur le vivant descend au-dessous de 77 : les brachycéphales, ceux dont le même indice atteint 82 ou plus. J'ai divisé les mésocéphales, et appelé sous-brachycéphales, ceux dont l'indice est de 80 et au delà.

supériorité ou l'activité intellectuelle, les résultats des études sont loin d'être concordants. Ammon, de Lapouge et de Candolle, par exemple, sont partisans déterminés des dolichocéphales. Le premier de ces anthropologistes a publié quelques mensurations prises sur 30 membres de la Société scientifique de Karlsruhe, donnant une longueur moyenne de la tête de 192 millimètres, une largeur de 155 millimètres et un indice de 80.8, alors que les conscrits du grand-duché de Bade accusent généralement 184 et 154 avec un indice de 83.5. Il faut remarquer que la différence provient, chez les savants, non d'une diminution de largeur, mais d'une augmentation de longueur. Chose assez curieuse, Houzé, en examinant exactement le même nombre de Flamands ou Brabançons « membres de professions intellectuelles », leur a trouvé des moyennes de 194.5 et 158.3, avec un indice moyen de 81.38 ; alors que, chez 30 hommes de peine, les moyennes correspondantes ont été de 196.2, 154.1 et 78.5.

Dans aucun de ces cas le nombre des individus examinés n'a été aussi considérable qu'on le désirerait. Mais, cette objection à part, on serait disposé à admettre que, dans les deux cas, il a pu y avoir mélange de sang d'origine étrangère : dans le premier cas, par croisement avec de vrais Germains et dans le second, avec des Wallons ou avec un élément à tête large parmi les Hollandais ; qu'en outre, dans un cas l'élargissement du crâne s'est effectué par un accroissement en longueur, tandis que dans l'autre il y a eu, suivant la théorie de Schaaffhausen, diminution de longueur et augmentation de largeur.

Sur 50 Écossais des classes supérieures, professionnelles ou intellectuelles, les chiffres correspondant à ceux d'Ammon et de Houzé qui viennent d'être cités, s'accusent ainsi : 197.9, 153.5 et 77.56. Dans ce nombre, une série de 17, choisie parmi les hommes les plus distingués, reconnus éminents chacun dans sa sphère, m'a donné : 200.3, 155.3 et 77.56 (exactement le même indice). 70 Anglais, pris dans les classes cultivées et instruites, m'ont donné : 196.18, 153.75 et 78.40 ; parmi eux, 25, examinés avec plus de détails, ont accusé : 195.0, 153.6 et 78.77 ; 18, choisis, comme plus haut, parmi les Écossais et dont plusieurs sont des hommes de haute science ou d'érudition, ont donné : 199.7, 156.6 et un indice de 78.44. D'un autre côté, une série de 50, prise parmi les personnes des classes ouvrières dans un nombre de districts différents afin d'obtenir une moyenne exacte de la contrée, ont donné : 194.0, 151.4 et 78.01.

Tableau VII. — Variations de l'indice céphalique suivant l'âge, chez les étudiants de Cambridge, d'après les mensurations du Dr Venn.

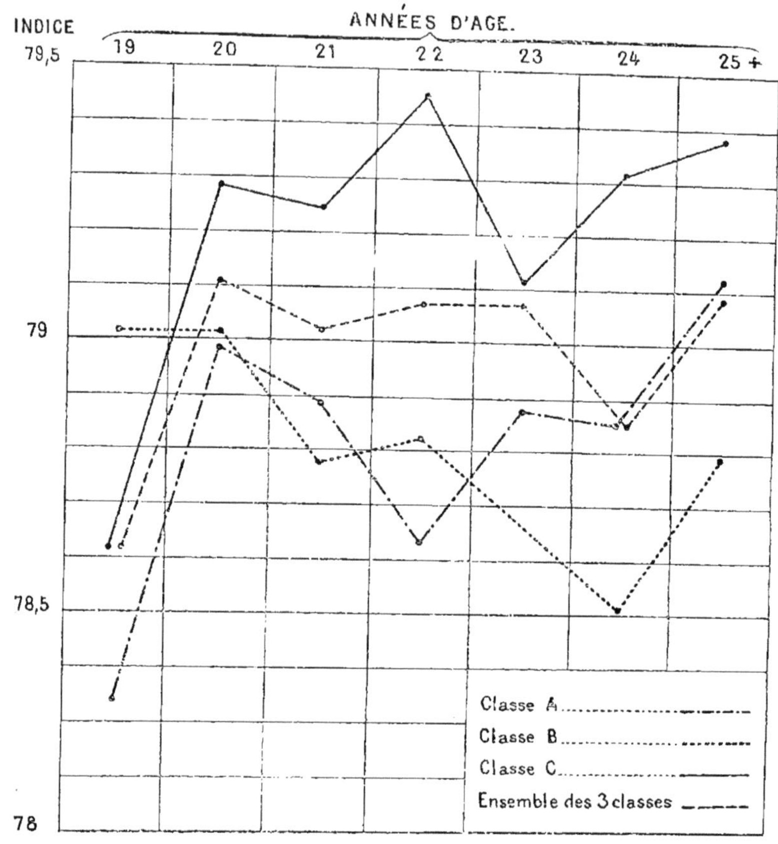

Somme toute, il ressort clairement de ces chiffres le fait suivant : bien que la largeur absolue augmente communément avec la capacité et le pouvoir intellectuels, la longueur absolue augmente dans une mesure presque égale, de sorte que l'indice demeure à peu près invariable. Il est curieux jusqu'à un certain point de voir les chiffres fournis par les hommes de distinction se placer, sur mon échelle des indices, dans des limites assez circonscrites, alors que les quelques personnages que je voudrais qualifier d'hommes de génie se placent très près des deux extrémités de l'échelle.

Dans le tableau VII, les statistiques du Dr Venn nous permettent de dégager deux faisceaux de résultats relatifs au sujet étudié. En premier lieu, elles accusent un accroissement subit en largeur de la tête de 19 à 20 ans, accroissement qui ne se maintient pas ensuite, bien qu'il soit recouvré vers l'âge de 25 ans ou plus tard. Comme il n'y a pas eu de mensurations des mêmes individus à des âges successifs, je suis plutôt disposé à attribuer ces phénomènes principalement à une plus grande précocité parmi les dolichocéphales, ainsi qu'à une plus forte proportion de brachycéphales parmi les hommes solides et laborieux qui viennent fréquenter l'Université à une époque tardive de leur vie.

En second lieu, la dolichocéphalie est de beaucoup plus fréquente parmi les étudiants de la première (A) et de la seconde classe (B) que parmi ceux qui n'obtiennent (ou dans certains cas ne concourent pas pour l'obtenir) aucune distinction. A tous les âges la classe A donne des chiffres supérieurs à la classe B pour la longueur et aussi pour la largeur; alors que B surpasse toujours ou égale C pour la longueur, mais non toujours pour la largeur. Je n'ai pas confiance dans les mensurations au niveau de l'oreille prises au céphalomètre: il semblerait que cette hauteur est plus grande en A qu'en B ou en C, et elle paraîtrait ne pas augmenter avec les progrès de l'âge.

En somme, la forme de la tête en A est comparativement grande et dolichoïde ; elle est petite et dolichoïde en B; elle est petite avec tendance à être large en C.

Ammon a montré qu'à Karlsruhe les membres des clubs gymnastiques et athlétiques surpassent de beaucoup la moyenne de la population par l'allongement absolu et relatif de la tête et par leur coloration claire : de fait, il pense que dans ces sociétés il s'est opéré une sorte de sélection naturelle du type germanique vrai ou type des sépultures en rangées. La différence est évidemment, *prima facie*, une différence morale, qui n'implique pas nécessairement le fait d'une supériorité de la force musculaire inhérente au type blond à tête allongée. Je suis porté à croire que les têtes longues et la coloration blonde prédominent parmi les athlètes anglais comme parmi ceux de Karlsruhe, mais je n'ai pas de faits à ma disposition pour le prouver. Quant à la force physique réelle, se manifestant par la traction, la lutte, les tableaux du Dr Venn montrent qu'en général une grande force accompagne une haute (non gigantesque) taille et une vaste capacité thoracique; cependant l'indice céphalique moyen des hommes forts semble être le même que celui des séries entières (1). Le volume de leur tête est, toute-

(1) L'homme le plus fort examiné était originaire du nord de l'Angleterre. Franchement dolichocéphale, avec une tête longue et très large (213.3, 160.0, 75.0), il avait une taille de 1,793 millimètres et un poids de 94 kilos.

fois, généralement au-dessus de la moyenne. Les Grecs ont commis une faute en donnant à Hercule une tête si petite à moins, il est vrai, qu'ils n'aient voulu le représenter comme un fou, ce qui est possible.

On a beaucoup parlé de la connexion qui existerait entre la myopie et la dolichocéphalie. Les statistiques du Dr Venn donnent à peine une indication sur ce sujet. J'ai extrait celles qui se rapportent à 200 étudiants affectés de la plus faible ou courte vue, à ceux qui ne peuvent voir au delà d'une distance de 10 pouces la présence d'objets que les individus à vue normale peuvent distinguer à 35 pouces. La moyenne de leurs indices est en effet très légèrement inférieur (78.79 contre 78.96), mais il y a parmi eux aussi bien des brachycéphales que des dolichocéphales et les uns et les autres accusent exactement la même moyenne de distance visuelle. En outre, en examinant la question au point de vue opposé, je trouve les chiffres suivants :

63 dolichocéphales extrêmes (indice sur le vivant, 75) Distance moyenne de la vue.	25.5 pouces
103 dolichocéphales modérés (75 à 77).	23.4 —
90 brachycéphales modérés (82 à 84)	23.6 —
43 brachycéphales extrêmes (84 +)	24.3 —

Il n'existe par conséquent aucune relation apparente entre la courte vue et la dolichocéphalie. Je ne saurais dire s'il en existe, dans cette contrée, entre la myopie et la coloration blonde, bien que je croie qu'il n'y en a pas.

Il est connu que les meilleurs tireurs à la carabine (*marksmen*) ont ordinairement les yeux clairs. Il existe une légère infériorité marquée dans la taille des myopes ainsi qu'une infériorité bien nette dans la force musculaire, due plutôt, toutefois, à l'absence parmi eux d'individus très forts qu'à une grande infériorité générale. En ce qui concerne la distribution locale, il y a excès parmi les étudiants hindous et parmi ceux d'origine mélangée anglaise et étrangère, excès moins marqué parmi les individus de l'ouest de l'Angleterre. Ces excès de proportions peuvent cependant être accidentels ; mais je ne crois pas qu'il en soit de même relativement à l'absence complète de myopes parmi les Irlandais (1). Les étudiants

(1) Le classement des Irlandais est tout à fait curieux. Ils se rangent dans les quinzièmes divisions : seconds pour la taille (les Écossais formant l'exception) ; premiers pour le poids ; premiers pour l'absence de myopie ; premiers pour la largeur de la tête (troisièmes pour l'indice céphalique) ; quatorzièmes pour le développement intellectuel et parmi les derniers pour le développement physique (force de traction et de serrement).

décrits comme *Anglais-et-Irlandais*, mes *Anglo-Irlandais*, ne montrent pas de particularité.

Nous sommes à présent en mesure de tenter la solution de la question la plus importante de notre sujet et je prierai le lecteur de bien vouloir examiner attentivement mon tableau final (VIII).

La méthode qui consiste à prendre tous les crânes disponibles de certaines périodes, puis à calculer le pourcentage des mensurations, est grossière il est vrai, mais elle est la meilleure dont je puisse me servir. On verra, par les résultats que j'ai obtenus, que la population moderne, cultivée ou non, possède très sensiblement la même largeur proportionnelle de la tête que celle qui occupait le sol de l'Angleterre avant l'arrivée des Saxons. La légère dépression de l'indice moyen que l'arrivée de ces conquérants a pu avoir causée, a dû être contrebalancée par celle des envahisseurs ou des colonisateurs subséquents. Ce n'est pas sur le crâne moderne de la Grande-Bretagne qu'on peut trouver une notable augmentation de la largeur mais bien sur ceux du moyen âge. Ceux par conséquent qui, comme mon ami, feu Schaaffhausen, prétendent que le crâne humain s'élargit et se raccourcit sous l'influence de la civilisation, sont forcés également de soutenir que nous, Anglais modernes, avons rétrogradé sur le chemin de la civilisation depuis le moyen âge. Ou peut-être préfèrent-ils donner au mot une acception spéciale qui pourrait se traduire mieux par « certains modes artificiels de la vie ou étapes de la société ».

Il est de la sorte parfaitement possible que, durant le moyen-âge, certaines particularités de l'alimentation (telles que la pénurie du lait) ou des modalités vitales aient, dans les grandes villes (et la plupart de mes crânes du moyen âge proviennent de cimetières de villes) amené une tendance à retarder la fermeture de la suture sagittale et à accroître ainsi la largeur au détriment de la longueur. Mais je ne voudrais pas, pour ma part, appeler ces sortes de choses « civilisation » ou « culture ».

Aussi loin que peuvent porter les observations à l'aide des mensurations, le haut développement intellectuel est, en Grande-Bretagne, accompagné ordinairement d'une augmentation modérée du volume de la tête, augmentation qui intéresse la longueur, la largeur et probablement aussi la hauteur ; cette dernière ressort des figures du Dr Venn. Les mensurations du niveau de l'oreille à l'aide du céphalomètre donnent lieu, comme je l'ai dit, à des inexactitudes

Tableau VIII. — Résumé de l'indice céphalique. Proportions pour cent. Indice du vivant diminué de 2 unités.

INDICES	Préhistorique. 216	Romano-Bretons. 109	Pré-Saxons. 325	Saxons. 100	Moyen âge. 135	S.-O. de l'Angleterre (Beddoe). 534	Étudiants anglais (Venn). 1000	Étudiants écossais (Venn). 130	Écossais et Anglais instruits (Beddoe). 134	Flamands (1) (Houzé). 360	Comtés de l'est (Venn). 123
62	»	»	»	»	»	»	»	»	»	»	»
63	.4	»	.3	»	»	»	»	»	»	»	»
64	4	»	3	»	.7	»	»	»	»	»	»
65	1.4	»	.9	1	»	»	»	»	»	»	»
66	.9	»	6	»	»	.2	»	»	»	.3	»
67	2 8	»	1.8	»	.7	2	»	»	»	»	»
68	4.6	2 7	4	1	»	.4	.4	»	»	»	»
69	2 3	2 7	2.4	4	»	1 1	.6	.7	.7	»	»
70	6.	2.7	5	4	1.5	2.	.7	»	1 5	1.4	1.6
71	6.	6 4	6.1	3	2 2	4.1	3 1	3 1	2 2	2.	3.2
72	5.5	10 1	7 1	11	3.7	5.8	3 6	2.3	6 7	3.3	4.
73	4 1	8.2	5.8	17	6 6	12.2	7 1	*10.	11.2	4 7	*7 3
74	9.7	11 9	10 4	16	5.2	12.5	11.2	10.	14 2	9.1	6.5
75	4 6	11.	6 8	10	*9 5	15 3	13.1	16	16.5	11 6	14.6
76	5.1	12.8	7 7	11	8 1	14 8	14 4	8 4	12 7	13.9	9.
77	6 9	7 3	7 1	5	5 9	*9.	*11.5	*6.9	*9.7	10.	9 8
78	3 7	7 3	4 9	9	10 3	10.	13 2	14 6	10 5	12 5	10 6
79	5 5	9.1	6 8	5	10 3	6.5	8 8	13 1	7.5	10.	9.
80	5.1	2.7	4 3	1	8.1	3 4	4 1	5 4	6 7	7.5	5 7
81	3 7	»	2 5	1	4. 4	1 7	3.1	7	»	5 8	6.5
82	4 6	3 6	4 3	1	7.4	.2	1 7	3 8	»	3	4 8
83	3.7	»	2 4	»	5.2	»	1.4	2 3	»	8	2 4
84	5.1	»	3 4	»	2 2	2	1.5	1.5	»	1 6	4.8
85	3 2	»	2 1	»	2.2	»	.4	.7	»	1 1	»
86	1.4	.9	1 2	»	3.	»	»	»	»	.8	»
87	.9	»	6	»	1.5	»	»	»	»	.3	»
88	1 4	»	.9	»	»	»	»	»	»	»	»
89	»	»	»	»	»	»	»	»	»	.3	»
90	(94).4	»	.3	»	.7	»	»	»	»	»	»

Notes. — (1) Les Flamands de M. Houzé ont été ajoutés afin de permettre la comparaison avec les individus des comtés de l'est du Dr Venn.

*Il faut tenir compte de certaines irrégularités d'ordre arithmétique, et d'autres provenant de la tendance qu'a l'œil de l'observateur à se porter vers les chiffres ronds. Eu égard à l'une ou à l'autre de ces causes d'erreur, lorsqu'il s'agit de pouces anglais, les indices de 75 et de 79 surtout, qui sont de 73 et de 77 sur le crâne, se prêtent à un total inexact, les premiers étant trop élevés et les seconds trop bas.

et des doutes ; cependant la classe A du Dr Venn *semble* accuser une hauteur d'oreille plus grande que les classes B et C.

Les arcs longitudinaux et transversaux sur lesquels je dois moi-même, en les combinant, m'appuyer pour une estimation du niveau relatif (1), mènent vers la même conclusion. Il paraîtrait encore que l'arc auriculo-frontal, mesuré d'un tragus à l'autre par dessus les bosses supraciliaires, est décidément accrue, ce qui implique un élargissement de la partie antérieure de la cavité cérébrale.

Néanmoins, il subsiste quelque chose des types nationaux ou de race : c'est ainsi que la largeur zygomatique est plus grande chez les Écossais de distinction, alors que chez les Anglais de distinction c'est la hauteur et la largeur stéphanique approximative (2).

De même, non seulement l'indice céphalique, mais encore les formes générales et les types parmi les Anglais modernes, qu'ils appartiennent à des classes instruites ou non, sont presque ceux des Brémois du moyen âge d'après Gildemeister (indice 76.1) et presque aussi voisins de ceux des *Reihengraeber* qu'ont représentés Kollmann et von Hölder. Ce dernier anthropologiste trouverait cependant parmi nous, mélangés avec ses types germaniques purs (qui contiendraient beaucoup d'Ibériens), bon nombre de Sarmato-Germains, particulièrement dans le nord et l'ouest. Ses types touraniens mélangés sont rares, excepté dans des districts limités comme par exemple dans certaines parties du pays de Galles et du nord de l'Écosse. Kollmann, je suppose, nous qualifierait de dolichocéphales leptoprosopes avec un mélange de mésocéphales chamæprosopes et une faible proportion d'autres types.

Finalement, je voudrais appeler l'attention sur la tendance qu'ont les indices extrêmes à disparaître, ainsi qu'on peut le voir dans mon dernier tableau. Il n'en est pas chez nous comme dans le sud de l'Allemagne où les dolichocéphales extrêmes seuls ont disparu. Nos ancêtres brachycéphales sont également très peu représentés. Cet état de choses peut être dû simplement au mélange prolongé de types différents au sein d'une population libre, active, ambitieuse, ayant des instincts migratoires, qui bien certainement ten-

(1) Ils répondraient efficacement à ce but, sauf les variations dans la quantité et le crépu des cheveux.

(2) Je dis « largeur stéphanique approximative » parce que, en raison de l'importance de cette mensuration sur le crâne, tout en étant habitué à l'obtenir par tâtonnements sur le vivant, je suis persuadé n'avoir réussi très souvent à la déterminer que très approximativement. Les individus vieux et très maigres peuvent seuls permettre de croire à un succès modéré dans cette détermination. Lorsque les chiffres sont nombreux les résultats peuvent cependant avoir leur valeur.

dent à enrayer la disposition à la variation. Cette diminution d'étendue de l'échelle des indices céphaliques semble accusée particulièrement chez les hommes d'une intelligence supérieure.

En résumé, il me semble que, parmi les dolichocéphales, un développement plus considérable du cerveau peut être obtenu par une augmentation de la largeur et, parmi les brachycéphales, par un accroissement en longueur.

ANGERS, IMP. A. BURDIN ET Cie, RUE GARNIER, 4.

ANGERS, IMP. A. BURDIN ET Cie, RUE GARNIER, 4.

www.ingramcontent.com/pod-product-compliance
Ingram Content Group UK Ltd.
Pitfield, Milton Keynes, MK11 3LW, UK
UKHW022149190726
13855UKWH00004B/1405

9 782012 963306